AF610709

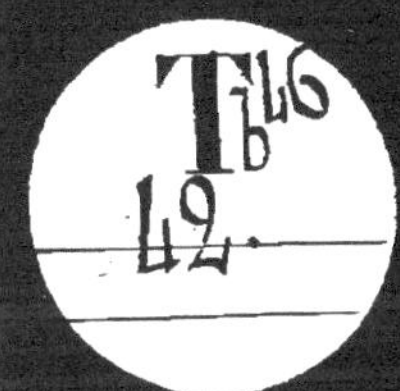
Tb46
42.

PUBLICATIONS DU *PROGRÈS MÉDICAL*

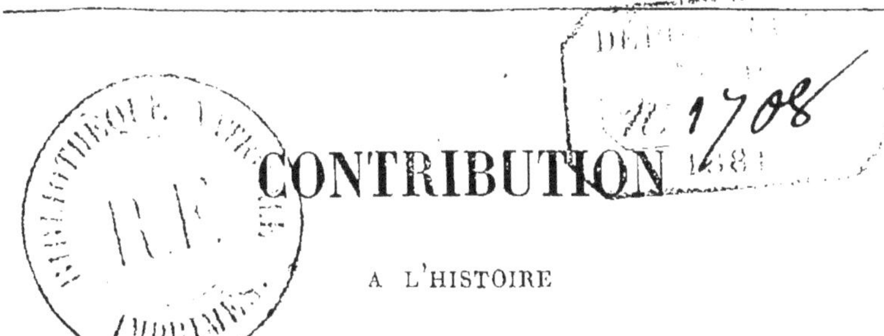

# CONTRIBUTION

A L'HISTOIRE

# DES LOCALISATIONS CÉRÉBRALES

PAR

**MM. WANNEBROUCQ & KELSCH**

PROFESSEURS A LA FACULTÉ DE MÉDECINE DE LILLE

PARIS

AUX BUREAUX DU
PROGRÈS MÉDICAL
6, rue des Écoles, 6.

A. DELAHAYE & E. LECROSNIER
ÉDITEURS
Place de l'École de Médecine.

1881

# CONTRIBUTION

A L'HISTOIRE

# DES LOCALISATIONS CÉRÉBRALES

La détermination des centres moteurs corticaux est une question à l'ordre du jour depuis 10 ans. On en est venu, généralement, à admettre que l'écorce du cerveau, de même que la moelle, se divise en deux systèmes, l'un psycho-moteur, l'autre latent, étranger aux mouvements volontaires.

De toutes parts, on a apporté des matériaux pour la solution de cet important problème de physiologie ; l'histologie (Meynert) a révélé dans l'écorce comme dans la substance grise de la moelle deux types de cellules nerveuses ; la physiologie (Fritsch et Hitzich, Ferrier) a démontré l'existence d'une zone circonscrite autour du sillon de Rollando, dont l'excitation produit des contractions dans les muscles volontaires et dont la destruction s'accompagne de paralysie ; et enfin la pathologie est venue apporter des faits, et non les moins importants, à l'appui de cette thèse (M. Charcot et ses élèves).

Les observations relatives aux paralysies et aux convulsions d'origine corticale sont déjà nombreuses, il s'en faut de beaucoup, cependant, que le problème des localisations soit définitivement résolu. Le fond même de la doctrine est sans cesse remis en question, des autorités imposantes repoussent toute espèce de localisation. M. Brown-Séquard n'admet ni centres psycho-moteurs ni autres.

Dans cet état des choses, nous pensons qu'il n'est pas encore temps de clore la liste des faits susceptibles d'appuyer la distinction fonctionnelle des différentes parties de l'écorce ; c'est ce qui nous a décidés à publier les deux faits qui font l'objet de cette note.

Dans le domaine de la pathologie, deux catégories de faits, dont les déductions se complètent réciproquement, servent à établir les zones motrices corticales.

La première réunit les cas latents (Charcot et Pitres. *Des localisations corticales. Revue mensuelle*, 1877 p. 1 et suiv.) qui permettent de circonscrire l'aire des points non moteurs et d'arriver par une voie détournée à la démonstration de l'existence et à la délimination approximative des aires motrices ; ces faits montrent déjà qu'une lésion corticale s'accompagne d'autant moins de symptômes moteurs qu'elle est plus éloignée du sillon de Rolando. L'autre série de faits se constitue des lésions des circonvolutions qui entourent le sillon de Rolando ; ces lésions s'accompagnent toujours d'hémiplégies totales ou monoplégiques. La démonstration est ici directe.

Nos deux observations se rapportent à chacune de ces deux séries de faits.

Observation I. — *Fracture de la base du crâne. — Conservation des mouvements. — Destruction des circonvolutions frontales inférieures et temporales.*

Le nommé Camilieri, espagnol, âgé de 45 ans, est violemment renversé en arrière sur le sol, le 8 décembre 1876, par un cheval lancé à fond de train. Il est relevé sans connaissance et apporté quelques instants après à l'hôpital, où nous le trouvons dans l'état suivant :

Le coma persiste, la respiration est profonde, non stertoreuse, les extrémités sont froides, le pouls régulier, ralenti ; au milieu de la région occipitale existe une plaie contuse, profonde, aux bords déchiquetés, de l'étendue d'une pièce de deux francs ; le sang s'en écoule avec abondance. Le crâne n'est pas dénudé. Aucun écoulement, soit séreux, soit sanguin, n'est constaté du côté des orifices naturels de la face.

Le 9, au matin, le malade a repris connaissance; il est somnolent, mais répond avec précision aux questions qu'on lui pose; il raconte que le cheval qu'il essayait d'arrêter lui appartenait, et que le cavalier qui le montait était un Arabe nomade qui le lui avait dérobé.

Il n'y a aucune trace de paralysie; le malade exécute lentement tous les mouvements commandés; il se remet à dormir aussitôt qu'on cesse de l'interroger; la sensibilité est intacte.

Le lendemain 10, la situation est la même; intégrité de tous les mouvements, tendance à la somnolence, mais connaissance complète; le malade subit de la part du juge d'instruction un interrogatoire où il donne exactement le signalement de son voleur. Point d'ecchymoses sous-conjonctivales.

Le 10. M. T. 40°,1; P. 170. La situation est complètement changée. Des signes non douteux d'une encéphalite aiguë sont survenus. Le malade n'a plus de connaissance; par moments seulement il paraît comprendre les questions; il est agité, essaie de se lever, a des moments incohérents, travaille dans sa couverture et cherche à saisir tous les objets qui sont à sa portée; les membres sont raides, le regard fixe, la paupière supérieure gauche abaissée, les pupilles inégales et dilatées (celle de gauche plus dilatée que celle de droite). Le pouls, très fréquent et excessivement petit, n'est perceptible qu'aux grosses artères; l'ongle passé sur la peau y détermine une ligne d'ischémie qui persiste pendant très longtemps. Le malade meurt brusquement à onze heures du matin.

Autopsie vingt-quatre heures après la mort. — Raideur cadavérique très prononcée, plaques livides, diffuses, étendues sur le plan postérieur du corps. Deux ecchymoses, dont l'une, de la largeur de la paume de la main, siège à la partie postérieure et externe du coude gauche et l'autre, deux fois plus étendue, occupe la face interne de la cuisse du même côté. Au pourtour de la plaie de la région occipitale existe une infiltration hémorrhagique diffuse, occupant les différents étages des parties molles et s'étendant surtout dans la région de la nuque.

Les téguments ayant été enlevés et le péricrâne ruginé, nous constatons, sur la ligne médiane de l'occipital, au niveau de la plaie, à deux cent. et demi en avant de la protubérance, une fracture étoilée s'étendant en avant, sur la partie médiane de l'occipital, par trois fêlures longues de

2 à 3 cent., et, en arrière, par une fêlure qui se dirige obliquement de gauche à droite vers le trou occipital. La calotte crânienne ayant été sciée, nous trouvons une mince couche de sang moitié liquide, moitié cruorique, étalée entre la dure-mère et l'arachnoïde sur les deux lobes occipitaux, dont les circonvolutions sont légèrement aplaties, sur l'hémisphère gauche tout entier et sur la tente du cervelet.

Une injection vasculaire des plus vives règne sur toute l'étendue de la pie-mère. Sur le cerveau, enlevé avec précaution, on constate à la face inférieure des deux lobes antérieurs une destruction à peu près complète, surtout dans leur partie antérieure, des circonvolutions frontales inférieures (circonvolutions olfactives, deuxième et troisième frontale inférieures) et des 2/3 antérieurs des deux circonvolutions temporales moyenne et inférieure. A gauche, la lésion contourne l'extrémité antérieure du lobe frontal et entame légèrement la partie antérieure des deux premières circonvolutions frontales externes. La substance cérébrale, surtout à droite, y compris les faisceaux blancs sous-jacents, présente le plus haut degré de la contusion ; elle est broyée, littéralement réduite en une bouillie rouge lie de vin qui reste adhérente à la pie-mère et qui est entraînée par le moindre filet d'eau. Dans les deux hémisphères, mais surtout à gauche, l'ablation de la pie-mère est difficile ; la substance grise hyperémiée échappe à la toile vasculaire. Tout à l'entour des foyers de contusion, le parenchyme cérébral est ramolli, excessivement injecté, d'une teinte rose-lilas-sombre, et parsemée d'une multitude de petits foyers hémorrhagiques miliaires. Bref, les lésions sont celles d'une contusion au troisième degré d'une partie de l'écorce, avec méningo-encéphalite diffuse consécutive.

Après l'extraction du cerveau, nous constatons que la fêlure postérieure se dirige obliquement de la ligne médiane vers la droite, et vient se bifurquer en arrière du trou déchiré postérieur ; l'une des branches de bifurcation se termine au trou occipital, l'autre au trou déchiré postérieur. Cette dernière se continue par une dislocation entre le rocher et l'apophyse basilaire en avant du trou déchiré postérieur), puis, par une double fente dont l'une traverse la selle turcique et se continue à travers le trou déchiré antérieur, avec une fêlure qui longe d'abord la gouttière du nerf pétreux superficiel, la face antéro-supérieure de la pyramide à environ 0.01 cent. en arrière de l'union de cet os avec le sphénoïde, et vient se terminer à l'union de la base du rocher avec le temporal ; l'autre, partant du même point que la première, c'est-à-dire de la partie antéro-interne du trou déchiré postérieur, longe la face externe du corps du sphénoïde, et vient se terminer au milieu de la ligne de jonction de ce corps avec l'ethmoïde.

Le *péricarde* est vide, le cœur flasque, le ventricule gauche en diastole. Les cavités droites renferment un peu de sang fluide, les cavités gauches quelques caillots cruoriques. La valvule mitrale est un peu épaissie à son bord libre, l'aorte est saine.

Les deux *plèvres* sont oblitérées par des adhérences anciennes. Légère ecchymose sur la plèvre droite.

*Abdomen.* Un peu de sérosité sanguinolente épanchée dans le petit bassin.

*Foie* volumineux. P. 1950. Surface marbrée de teintes rose-lilas et cuir de Russie. Sur la coupe, l'aspect est le même. Des taches couleur feuille morte (anémie et dégénérescence graisseuse des lobes) sont mêlées irrégulièrement à des nappes d'un rouge plus ou moins vif.

*Estomac.* Muqueuse plissée, pâle, sillonnée de grosses arborisations veineuses et enduite d'une bile épaisse, teinte gomme-gutte. — *Intestin.* La muqueuse de la moitié supérieure est enduite de bile jaune sale ; dans la moitié inférieure, il y a une arborisation veineuse très élégante avec pâleur du fond ; près du cœcum, psorentérie très confluente. Dans le gros intestin, muqueuse gonflée, injectée en rose ou rouge lie de vin, psorentérie très confluente sur toute la longueur, exulcérations superficielles dans la portion rectale.

Les observations de ce genre ne sont pas très rares. MM. Charcot et Pitres (*loc. citat.* pages 8 et 9) en ont rapporté sommairement deux semblables, empruntées l'une à M. Marot (communication à la *Société de biologie*, séance du 16 février 1876) et l'autre à M. Herpin (*Bulletins de la Société anatomique* 1876 et *Progrès médical* 14 octobre 1876, p. 706). Tous ces faits tendent à prouver qu'il existe, dans l'écorce, des zones dont la destruction n'est suivie d'aucun symptôme moteur, et que l'absence de paralysie ou de contracture ne saurait être rapportée à la lenteur d'évolution de la lésion, et, par suite, à l'établissement d'une suppléance fonctionnelle de la part des autres circonvolutions, comme on le supposait à l'époque où on admettait l'homogénéité fonctionnelle des différentes parties de l'écorce ; car, dans toutes ces observations, la lésion d'origine traumatique a eu une évolution des plus aiguës.

Voici maintenant notre deuxième observation se rapportant à l'ordre des faits pathologiques confirmatifs de l'existence d'une zone motrice corticale des hémisphères.

OBSERVATION II. — *Monoplégie brachiale et paralysie faciale gauches. — Rotation de la tête et déviation conjuguée des yeux à droite. — Destruction partielle des frontales externes, des pariétale et frontale ascendantes, du pli courbe. — Destruction totale du lobule du pli courbe.*

Van-Flacteu, Auguste, journalier, âgé de 55 ans, admis dans le service de M. Wannebroucq le 1er septembre 1880; était adonné jadis aux boissons alcooliques; il est sorti seulement depuis trois semaines de l'asile d'aliénés d'Armentières, où il était resté enfermé dix-huit mois pour manie aiguë avec tendance homicide. Il paraissait assez bien rétabli et allait reprendre du travail, lorsqu'au 30 août, vers le soir, survinrent de nouveau des troubles cérébraux caractérisés par de l'excitation maniaque, de l'incohérence dans les idées, de l'embarras de la parole, et, quand il était couché, des mouvements désordonnés dans les membres.

Pas de changement le 31.

Le 1er *septembre*, au moment de l'admission, on relève les symptômes suivants : État semi-comateux (les renseignements qui précèdent émanent de la famille); le pincement de la peau arrache des cris au malade et provoque des mouvements brusques de retrait dans les membres supérieur et inférieur droits, et inférieur gauche. Quant au membre supérieur gauche, il reste flasque et immobile, même quand on le pince fortement, et lorsqu'on le soulève, il retombe inerte sur le lit.

La commissure labiale gauche est légèrement déviée en bas, le sillon naso-labial effacé; à droite, la commissure est portée en haut et le sillon normalement accusé, les yeux sont en déviation conjuguée vers la droite, et la tête est tournée du même côté (le malade se détourne du côté paralysé). La déviation oculo-céphalique est persistante, mais réductible; seulement la tête, après avoir été ramenée dans l'axe du corps, reprend peu à peu sa position vicieuse.

3 *septembre*. Même état, demi-coma, alternant avec du délire calme. — 6 *septembre*. Aggravation progressive, mort dans la journée, la déviation oculo-céphalique a persisté jusqu'à la fin.

AUTOPSIE, 24 heures après la mort. — *Crâne*. Les parois crâniennes sont amincies, entamées profondément sur certains points par les granulations de Pacchioni hypertrophiées: l'arachnoïde est épaissie et opalescente sur presque toute l'étendue; les artères de la base sont exemptes d'athérome et ne renferment ni thrombus ni embolie. L'examen de l'écorce nous révèle sur l'hémisphère droit un ramollissement rouge avec infiltration compacte de globules sanguins, occupant *l'extrémité postérieure des deux dernières circonvolutions frontales externes, le tiers inférieur des deux circonvolutions frontale et pariétale ascendantes, tout le lobule du pli courbe et le tiers antérieur du pli courbe lui-même*; sur ce dernier point, l'altération est tout à fait superficielle, tandis que sur les autres, toute la substance grise de l'écorce est détruite et les faisceaux sous-jacents sont manifestement intéressés. L'arachnoïde et la pie-mère adhèrent à l'écorce ramollie et l'entraînent en partie lors de la décortication. L'intérieur du cerveau n'a rien présenté de particulier. Une minutieuse recherche n'a révélé aucun foyer morbide, soit ancien, soit récent.

*Thorax*. Quelques adhérences pleurales partielles disséminées. Pneumonie catarrhale diffuse dans le poumon droit; engouement hypostatique dans le poumon gauche. Cœur flasque; caillots fibrineux dans les cavités droites, diffluents et cruoriques dans le ventricule gauche: celui-ci est légèrement hypertrophié, dégénérescence athéromateuse étendue de la membrane interne de l'aorte. Tout à fait à l'origine, immédiatement au-dessus des valvules sigmoïdes, une demi-douzaine de végétations, du volume moyen d'un petit pois, disposées circulairement autour du vaisseau et adhérents par leur base à des surfaces exulcérées. Le foie est légèrement muscade; les reins, la rate, l'intestin n'ont rien présenté qui mérite d'être noté.

Il s'agit dans l'observation qu'on vient de lire d'une monoplégie brachiale associée à une paralysie faciale et à une déviation conjuguée des yeux avec rotation de la tête vers le côté non paralysé : le malade se détournait de sa monoplégie pour regarder sa lésion cérébrale. De même que la paralysie brachio-faciale, la déviation oculo-céphalique se trouve également être d'ordre paralytique, car, suivant les caractères que lui assigne M. Landouzy, elle s'est faite par la tonicité synergique des muscles droit externe d'un côté, droit interne et sterno-mastoïdien du côté opposé; elle a été persistante par opposition à son caractère transitoire chez les convulsionnaires; elle a été réductible, c'est-à-dire qu'il a été possible de ramener la tête à sa position axile, que le malade quittait ensuite lentement pour retourner à sa situation pathologique; enfin, elle a été alterne, c'est-à-dire du côté opposé aux membres paralysés.

Voyons si les faits cliniques et nécropsiques relevés dans cette observation concordent avec les données acquises jusqu'à ce jour sur les localisations cérébrales. On sait que la zone motrice corticale embrasse les deux circonvolutions ascendantes, le lobule paracentral et peut-être le pied des circonvolutions avoisinantes, particulièrement des frontales. Il n'y a, à ce sujet, aucune contestation. Mais, toutes les parties de cette zone ne sont pas fonctionnellement homogènes; elles contiennent, échelonnés dans l'étendue de l'aire motrice, des centres moteurs distincts dont la position respective n'est pas encore rigoureusement déterminée. L'étude des monoplégies et des paralysies partielles contribuera, autant au moins que les investigations directes de la physiologie, à la solution de cette importante question. En attendant, et bien que de nombreux faits aient déjà été réunis dans ce but, l'accord n'est pas fait, tant s'en faut.

Ferrier place le centre moteur du membre supérieur dans la frontale ascendante, au point de sa jonction avec la circonvolution pariétale supérieure. Pour Hitzig, ce centre serait à la partie moyenne de la frontale ascendante. D'après MM. Bourdon et Decaisne (thèse de ce dernier, p. 19 et 24), ces localisations sont trop restreintes : les monoplégies brachiales peuvent succéder à des lésions portant sur des points beaucoup plus étendus, ou même totalement différents de ceux qui viennent d'être indiqués. Selon ces deux observateurs, le centre moteur du membre supérieur occupe chez l'homme une zone de l'écorce cérébrale comprenant les deux circonvolutions ascendantes frontale et pariétale, ainsi que les parties voisines, c'est-à-dire une partie plus ou moins grande des circonvolutions frontales et pariétales voisines, et non pas une région limitée et bien circonscrite de cette zone, comme permettraient de le supposer les expériences chez les animaux (Decaisne, p.24). Les limites réelles de ce centre nous échapperaient dans l'état actuel de la science.

M. de Boyer combat ces conclusions. Il localise le centre des mouvements du bras dans la frontale ascendante et accorde tout au plus que ce centre est susceptible d'une certaine extension. Pourtant, dans les faits rapportés par lui, la lésion n'a pas toujours été strictement limitée à la frontale ascendante, la pariétale se trouvait souvent intéressée en même temps, et, d'après les faits consignés dans leur deuxième mémoire, MM. Charcot et Pitres (*Nouvelle contribution à l'étude des localisations motrices dans l'écorce des hémisphères du cerveau. Revue mensuelle*, n° 2, février 1879) concluent de leur côté que les lésions destructives du tiers inférieur de la pariétale ascendante déterminent une paralysie des muscles du côté opposé de la face et du membre supérieur du côté opposé. Déjà, ces deux observateurs avaient été amenés à admettre (1er mém. *Revue mensuelle*, 1877, p. 447 et 448), par la comparaison d'un grand nombre de faits, que les centres moteurs corticaux pour les deux membres du côté opposé étaient situés dans le lobule paracental et dans les 2/3 supérieurs des circonvolutions ascendantes, et que les centres pour les mouvements de la partie inférieure de la face étaient placés dans le 1/3 inférieur de ces circonvolutions.

En résumé, les lésions relevées dans notre deuxième observation concordent avec ces données et appuient les conclusions de MM. Charcot et Pitres, Bourdon, Decaisne, sur l'extension du centre moteur brachio-facial et sa dispersion sur une assez grande étendue des pariétales.

Reste la rotation de la tête avec la déviation conjuguée des yeux. C'est là un syndrome clinique assez fréquent, auquel on attribue une grande importance depuis que les recherches de MM. Vulpian et Prévost en ont signalé la valeur au point de vue du diagnostic des lésions cérébrales. Mais, la proposition formulée à ce sujet par Prévost (le malade regarde du côté de l'hémisphère malade) se trouvait chaque jour démentie par des faits contradictoires, relevés du reste dans un intéressant travail de M. Bernhardt (*Archives de Virchow*, 1877) dont les conclusions reflètent l'incertitude qui planait sur ce point de la pathologie cérébrale. C'est alors que parut la remarquable étude de M. Landouzy (*Progrès médical* 1877), qui est parvenu à dissiper ces incertitudes et à lever les contradictions en appliquant à l'étude du syndrome en question ce précepte capital dans la pathologie nerveuse, qu'un même centre peut produire des effets opposés suivant qu'il est excité ou paralysé; dans l'espèce, la déviation oculo-céphalique doit se faire vers les membres contracturés, quand le centre rotateur est excité, en sens contraire quand, comme dans notre cas, il y a paralysie, c'est-à-dire prédominance des rotateurs antagonistes.

Mais, ou siège ce centre? De quelque côté qu'elle nous vienne, de la physiologie ou de la clinique, la réponse est peu satisfaisante. L'accord est loin d'être fait; les expérimentateurs localisent le centre rotateur de la tête dans le pied de la deuxième frontale externe, tandis que celui des mouvements des yeux siégerait sur le derrière du lobe pariétal, sur le pli courbe selon M. Grasset. Mais, les cliniciens acceptent difficilement que deux centres si intimement unis dans leurs troubles fonctionnels soient topographiquement aussi éloignés l'un de l'autre. Comme le fait remarquer très judicieusement M. Landouzy, pour qu'il y ait une asocociation si constante de la rotation céphalique et de la déviation oculaire, il faut qu'il y ait, entre les lésions qui commandent ces deux symptômes, une proximité plus grande que ne le proclame la physiologie expérimentale. Conduit par des inductions cliniques, et se basant, d'autre part, sur la comparaison des faits réunis par lui, cet observateur croit pouvoir localiser les fonctions rotatrices oculo-céphaliques sur le pied du lobule pariétal inférieur droit et gauche.

Trois régions sont donc mises en avant : les derrières

du lobe pariétal et la base de la deuxième frontale externe pour ceux qui admettent la dispersion des centres, le pied du lobule pariétal inférieur pour ceux qui, au nom de la clinique, se refusent à accepter pour ces centres une situation réciproque si contraire à leur synergie fonctionnelle et au caractère de leur perturbation morbide. Ce sont précisément ces différentes parties qui, en dehors des circonvolutions ascendantes, ont été trouvées lésées dans notre deuxième cas. Celui-ci ne comporte donc pas de signification rigoureuse au point de vue de la localisation des centres rotateurs, mais il emprunte une valeur relative à cette particularité, qu'en dehors des circonvolutions ascendantes, les désordres les plus étendus se rencontraient dans le lobule pariétal inférieur que les faits cliniques réunis par M. Landouzy semblent désigner comme l'unique siège central des mouvements oculo-céphaliques.

# PUBLICATIONS

DU

# PROGRÈS MÉDICAL

**6, rue des Écoles, 6**

## LE PROGRÈS MÉDICAL

JOURNAL DE MÉDECINE, DE CHIRURGIE ET DE PHARMACIE

Rédacteur en chef : **BOURNEVILLE.**

**Paraissant** le samedi par cahier de 24 ou 32 p. in-4° compacte sur 2 colonnes
Un an, 20 fr. — 6 mois, 10 fr.

Pour les étudiants en médecine, un an, 12 fr.

*Les Bureaux du* **Progrès médical** *sont ouverts de midi à cinq heures.*

---

ABADIE. **Sur la valeur séméiologique de l'hémiopie dans les affections cérébrales.** In-8 de 12 pages. 0 fr. 40 c. — Pour nos abonnés. 30 c.

AIGRE (D.) **Étude clinique sur la métalloscopie et la métallothérapie externe dans l'anesthésie.** Un vol. de 86 pages. — Prix : 2 fr. 50. — Pour nos abonnés . . . . . . . . . . . . . . . . . . . . . . 1 fr. 75.

AIGRE. *Voir* BRODIE.

**L'Année médicale**, résumé des progrès réalisés dans les sciences médicales pendant l'année, publié sous la direction du Dr Bourneville, avec la collaboration de MM. Aigre, A. Blondeau, H. de Boyer, E. Brissaud, P. Budin, R. Calmettes, J. Cornillon, L. Cruet, H. Duret, Ch. Féré, A. Josias, Laffont, Malherbe, Maunoury, Poncet (de Cluny), Poirier, F. Raymond, P. Reclus, P. Regnard, A. Sevestre, E. Teinturier, R. Vigouroux, collaborateurs du *Progrès médical*. Paraît tous les ans, pendant le courant du mois d'avril, analysant les progrès réalisés au point de vue médical pendant l'année précédente. Deux volumes sont en vente. Un volume in-18 Charpentier, de 416 pages. — Prix : 3 fr. 50. — Pour nos abonnés ; par la poste, 3 fr. ; — pris dans nos Bureaux . . . . . . . . . . . 2 fr. 50.

**Archives de neurologie**, Revue trimestrielle des maladies nerveuses et mentales, publiée sous la direction de J. M. CHARCOT, par MM. Amidon, Ballet, Bitot (P.), Bouchereau, Brissaud (E.), Brouardel (P.), Cotard, Debove (M.), Delasiauve, Duret, Duval (Mathias), Féré (Ch.), Ferrier, Gombault, Grasset, Huchard, Joffroy (A.), Landouzy, Magnan, d'Olier, Pierret, Pitres, Raymond, Regnard (P.), Rouget, Séguin (E. G.), Séguin (E.), Talamon, Teinturier (E.), Thulié (H.), Troisier (E.), Vigouroux (R.), Voisin (J.) —Rédacteur en chef : BOURNEVILLE ; Secrétaire de la rédaction : H. CL. DE BOYER. — Chaque fascicule trimestriel se composera de dix à onze feuilles in-8° carré, et de plusieurs planches chromo-lithographiées. — Abonnement pour un an : PARIS : 16 fr. — FRANCE et ALGÉRIE : 17 fr. — UNION POSTALE : 18 fr. — OUTRE-MER (en dehors de l'union postale) : 20 fr. — Les numéros séparés : 5 francs. — Les abonnements sont reçus aux Bureaux du *Progrès Médical*, 6, rue des Ecoles, à Paris, et dans tous les Bureaux de poste de France, de Belgique, de Suisse, de Hollande et d'Algérie, sans autres frais que le prix de l'abonnement indiqué ci-dessus. Pour les autres pays, prière d'envoyer un mandat-poste avec l'ordre d'abonnement.

AVEZOU (J.-C.) **De quelques phénomènes consécutifs aux contusions des troncs nerveux du bras et à des lésions diverses des branches nerveuses digitales (étude clinique) avec quelques considérations sur la distribution anatomique des nerfs collatéraux des doigts.** Un vol. in-8 de 144 pages.— Prix : 3 fr. 50. — Pour nos abonnés. 2 fr. 50.

BALZER (F.) **Contribution à l'étude de la Broncho-Pneumonie.** In-8 de 84 pages, orné d'une planche en chromo-lithographie. — Prix : 2 fr. 50 Pour nos abonnés . . . . . . . . . . . . . . . . . . . . . . . . . 1 fr. 75.

BESSON (I.). **Dystocie spéciale dans les accouchements multiples.** Volume in-8° de 92 pages.— Prix : 2 fr. — Pour nos abonnés 1 fr. 25.

BEURMANN (DE). *Voir* VIDAL.

BITOT. **Essai de topographie cérébrale par la cérébrotomie méthodique.** Conservation des pièces normales et pathologiques par un procédé particulier. Un volume in-4° de 40 pages de texte avec 7 figures intercalées et 17 planches en photographie représentant des coupes cérébrales, 1878. — Prix : 12 fr.— Pour les abonnés du *Progrès médical.* 9 fr.

BITOT (P.). **Contribution à l'étude du mécanisme et du traitement de l'hémorrhagie liée à l'insertion vicieuse du placenta.** Volume in-8 de 184 pages.—Prix : 3 fr. 50. — Pour nos abonnés. . . . . . . 2 fr. 50.

BLANCHARD (R). **De l'anesthésie par le protoxyde d'azote,** par la méthode du professeur P. BERT. — Un volume de 101 pages avec 3 figures. — Prix : 3 fr. — Pour nos abonnés. . . . . . . . . . . . . . . 2 fr.

BLONDEAU (A.) **Etude clinique sur le pouls lent permanent avec attaques syncopales et épileptiformes.** — Un vol. in-8 de 72 pages. — Prix : 2 fr. — Pour nos abonnés . . . . . . . . . . . . . . . . 1 fr. 35.

BOE (J. B. F.). **Essai sur l'aphasie consécutive aux maladies du cœur.** Un vol. in-8 de 164 pages. Prix : 3 fr. — Pour nos abonnés . . . 2 fr.

BOUCHARD. *Voir* CHARCOT.

BOUDET de PARIS (M.). **Des actes musculaires dans la marche de l'homme.** Brochure in-8 de 12 pages — Prix : 0 fr. 60. — Pour nos abonnés . . . . . . . . . . . . . . . . . . . . . . . . . . . . . . 40 cent.

BOUDET de PARIS (M.). **Note sur deux cas d'occlusion intestinale traités et guéris par l'électricité.** Brochure in-8 de 16 pages. — Prix : 0 fr. 60. — Pour nos abonnés . . . . . . . . . . . . . . . 40 cent.

BOUDET DE PARIS. *Voir* DEBOVE.

BOURNEVILLE. **Études cliniques et thermométriques sur les maladies du système nerveux.** Premier fascicule : Hémorrhagie et ramollissement du cerveau. Paris, 1872. In-8 de 168 pages avec 22 fig. : 3 fr. 50.— Pour nos abonnés, 2 fr. 50. — Deuxième fascicule : Urémie et éclampsie puerpérale ; épilepsie et hystérie. Paris, 1873. In-8 de 160 pages, avec 14 fig. Prix : 3 fr. 50. — Pour nos abonnés. . . . . . . . . 2 fr. 50.

BOURNEVILLE. **Le choléra à l'hôpital Cochin** (Étude clinique). Paris, 1865. In-8 de 48 pages, 1 fr. — Pour nos abonnés . . . . . . 70 cent.

BOURNEVILLE. **Mémoire sur la condition de la bouche chez les idiots,** suivi d'une étude sur la médecine légale des aliénés. Paris, 1863. Gr. in-8 de 28 pages à deux colonnes. 1 fr. — Pour nos abonnés, 70 cent.

BOURNEVILLE. **Notes et observations cliniques et thermométriques sur la fièvre typhoïde.** In-8 compacte de 80 pages, avec 10 tracés en chromo-lithographie. 3 fr. — Pour nos abonnés . . . . . . . . . . 2 fr.

BOURNEVILLE. **Recherches cliniques et thérapeutiques sur l'épilepsie et l'hystérie.** In-8 de 200 pages avec 5 fig. dans le texte et 3 planches. 4 fr. — Pour nos abonnés. . . . . . . . . . . . . . . . . 2 fr. 75.

BOURNEVILLE. **Science et miracle : Louise Lateau ou la Stigmatisée belge**. In-8 de 72 pages avec 2 fig. dans le texte et une eau forte dessinées Par P. Richer. — 2e édition, revue, corrigé et augmentée. — Prix : 2 fr. 50. — Pour nos abonnés. . . . . . . . . . . . . . . . . . . 1 fr. 50.

BOURNEVILLE. *Voir* CHARCOT.

BOURNEVILLE et L. GUÉRARD. **De la sclérose en plaques disséminées.** Vol. gr. in-8 de 240 pages avec 10 fig. et 1 planche. 4 fr. 50. — Pour nos abonnés. . . . . . . . . . . . . . . . . . . . . . . . 3 fr.

BOURNEVILLE ET REGNARD. **Iconographie photographique de la Salpêtrière.** Cet ouvrage paraît par livraisons de 8 à 16 pages de texte et 4 photo-lithographies. Douze livraisons forment un volume. Les *deux premiers volumes* sont en vente.

Les *neuf premières livraisons* de la 3e année sont parues : 1re *livraison* : **Nouvelle observation d'hystéro-épilepsie.** — 2e et 3e *livraisons* : **Variété des attaques hystériques.** — 4e *livraison* : **Des régions hystérogènes.** — 5e et 6e *livraisons* : **Du Sommeil des hystériques ; — Somnambulisme,** etc.

Prix de la livraison . . . . 3 fr. — Prix du volume. . . . . . 30 fr.

Pour nos abonnés. Prix de la livr. 2 fr. — Prix du volume. . . . . . 20 fr.

— Nous avons fait relier quelques exemplaires dont le texte et les planches sont montés sur onglets ; demi-reliure, tranche rouge, non rognés. — Prix de la reliure . . . . . . . . . . . . . . . . . . . . . . . . 5 fr.

BOURNEVILLE et TEINTURIER. **G. V. Townley ou du diagnostic de la folie au point de vue légal.** Paris, 1865. In-8 de 16 pages. 0 fr. 50. — Pour nos abonnés. . . . . . . . . . . . . . . . . . . . 35 cent.

BOYER (H. Cl. DE). **De la thermométrie céphalique.** Brochure in-8° de 28 pages. — Prix, 60 cent. — Pour nos abonnés. . . . . . . 40 cent.

BOYER (H. Cl. DE). **Études topographiques sur les lésions corticales des hémisphères cérébraux.** Volume in-8 de 290 pages, avec 104 figures intercalées dans le texte et une planche. Paris, 1879. — Prix : 6 fr. — Pour nos abonnés. . . . . . . . . . . . . . . . . . . . . . . 4 fr.

BRISSAUD (E.). **Faits pour servir à l'histoire des dégénérations secondaires dans le pédoncule cérébral.** Brochure in-8 de 20 pages avec 8 figures. — Prix : 75 cent. — Pour nos abonnés. . . . . 50 cent.

BRISSAUD (E.). **Recherches anatomo-pathologiques et physiologiques sur la contracture permanente des hémiplégiques.** Un vol. in-8 de 210 pages avec 42 figures dans le texte. — Prix : 5 fr. — Pour nos abonnés. . . . . . . . . . . . . . . . . . . . . . . . . . 4 fr.

BRISSAUD. *Voir* CHARCOT et FOURNIER.

BRISSAUD (E.) ET MONOD (E.) **Contribution à l'étude des tumeurs congénitales de la région sacro-coccygienne.** 1877, in-8 de 16 pages. — Prix : 50 cent. — Pour nos abonnés. . . . . . . . . . . . 35 cent.

BRODIE (B). Leçons sur les affections nerveuses locales, traduites de l'anglais par le Dr Douglas-Aigre ; un volume in-8° : Prix, 1 fr. 50 ; pour nos abonnés . . . . . . . . . . . . . . . . . . . . . . . . . . . . 1 fr.

BUDIN (P.). **De la tête du fœtus au point de vue de l'obstétrique.** Recherches cliniques et expérimentales. Gr. in-8 de 112 pages, avec de nombreux tableaux, 10 figures intercalées dans le texte, 36 planches noires et une planche en chromo-lithographie. — Prix : 10 fr. — Pour nos abonnés. . . . . . . . . . . . . . . . . . . . . . . . . . . . 6 fr.

BUDIN (P.). **Recherches sur l'Hymen et sur l'orifice vaginal.** Volume in-8 de 40 pages avec 24 figures. — Prix : 1 fr. 50. — Pour nos abonnés. 1 fr

CARTAZ (A.). **Notes et observations sur le tétanos traumatique.** In-8. 50 cent. — Pour nos abonnés. . . . . . . . . . . . . . 35 cent.

PARIS. — IMP. V. GOUPY ET JOURDAN, RUE DE RENNES, 71

www.ingramcontent.com/pod-product-compliance
Ingram Content Group UK Ltd.
Pitfield, Milton Keynes, MK11 3LW, UK
UKHW020410250726
13967UKWH00006B/2572

9 782011 785190